AF455644

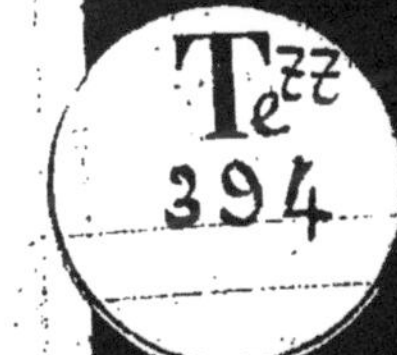
Te[zz]
394

NOUVEAU TRAITEMENT

DES AFFECTIONS DES

VOIES RESPIRATOIRES

ET DES

INTOXICATIONS DU SANG

Par les injections rectales gazeuses

D'après la Méthode du Dr L. Bergeon, ancien Professeur suppléant à l'École de Médecine de Lyon

PAR

Le Docteur V. MOREL

Ancien interne des Hôpitaux de Lyon

PARIS

G. MASSON, ÉDITEUR

LIBRAIRE DE L'ACADÉMIE DE MÉDECINE

120, boulevard Saint-Germain

1886

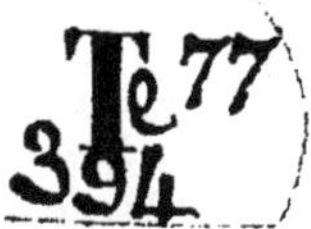

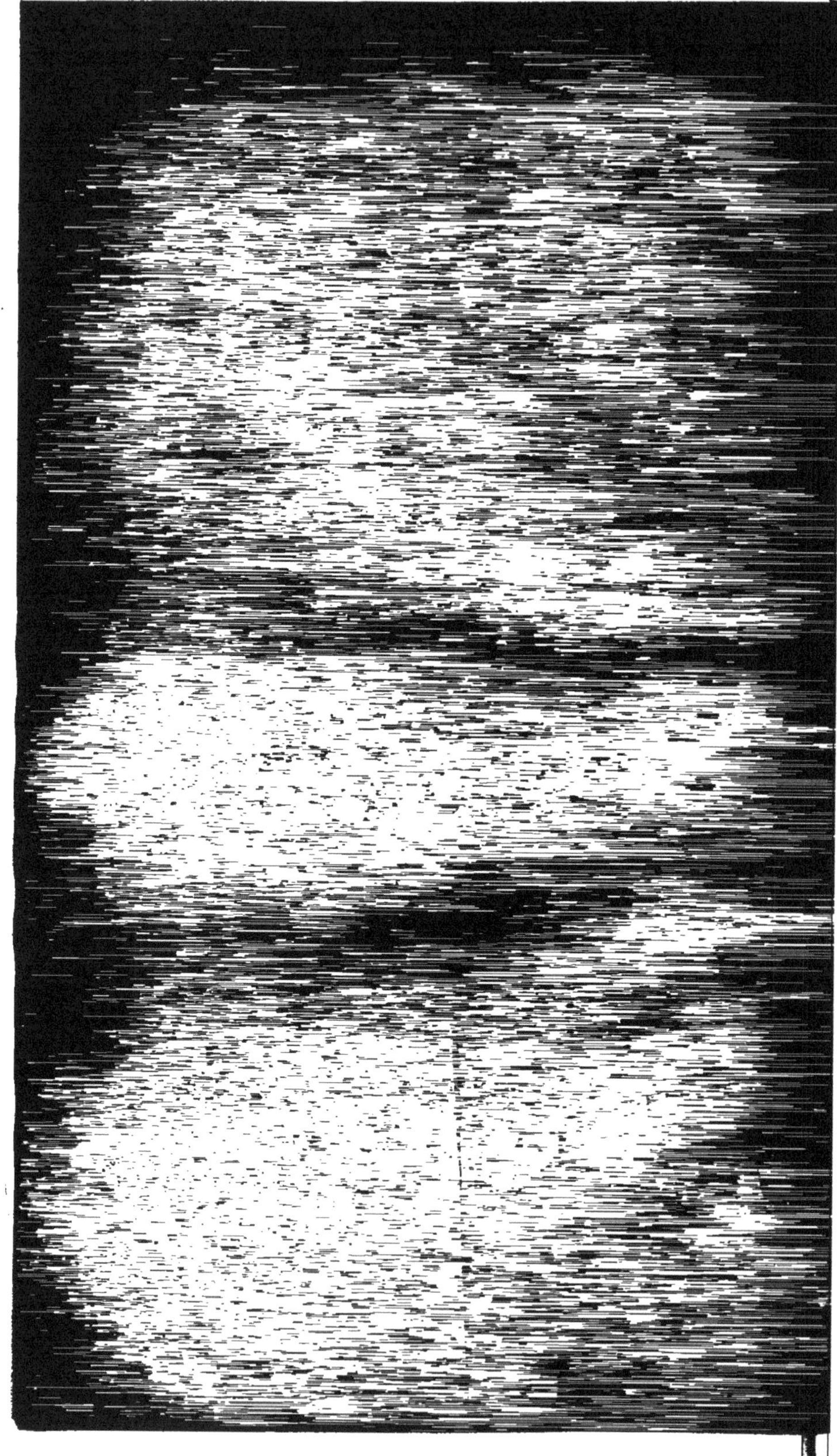

Nouveau Traitement

DES AFFECTIONS DES

VOIES RESPIRATOIRES

ET DES

INTOXICATIONS DU SANG

Par les injections rectales gazeuses

NOUVEAU TRAITEMENT

DES AFFECTIONS DES

VOIES RESPIRATOIRES

ET DES

INTOXICATIONS DU SANG

Par les injections rectales gazeuses

D'après la Méthode du Dr L. BERGEON, ancien Professeur suppléant à l'Ecole de Médecine de Lyon

PAR

Le Docteur V. MOREL

Ancien interne des Hôpitaux de Lyon

PARIS

G. MASSON, ÉDITEUR

LIBRAIRE DE L'ACADÉMIE DE MÉDECINE

120, boulevard Saint-Germain

1886

NOUVEAU TRAITEMENT

DES AFFECTIONS DES

VOIES RESPIRATOIRES

ET

DES INTOXICATIONS DU SANG

Par la méthode des injections rectales gazeuses

CHAPITRE I

Jusqu'au jour où le bacille de la tuberculose a été découvert, aussi bien dans les manifestations externes que dans les lésions pulmonaires de cette affection, la thérapeutique, restant en plein empirisme, n'avait fait aucun progrès. Sans doute la donnée de la contagiosité et de l'inoculabilité du tubercule avait ouvert la voie à diverses médications ayant pour but de s'opposer ou de remédier à l'action morbide de l'agent contagieux ; mais l'ignorance où l'on était de la nature de celui-ci, de son mode d'action, des conditions dans lesquelles on aurait pu le combattre avec efficacité, forçaient les médecins à rester dans l'empirisme comme leurs devanciers.

Il faut bien l'avouer en toute humilité, la découverte du microbe de la tuberculose est longtemps restée stérile en applications nouvelles au traitement de l'affection, et, comme le constatait tristement M. le professeur Jaccoud en 1884, au congrès de Copenhague, cette découverte n'a pas fait faire un pas à la thérapeutique de la phthisie. Toutes les expériences tentées dans ce but se sont adressées au microbe lui-même, étaient dirigées contre lui, et peut-être l'idée qu'il fallait s'en prendre directement à l'élément figuré de la tuberculose a-t-elle lancé les expérimentateurs dans une fausse direction.

Il semblerait, en effet, d'après les médecins qui ont tenté soit d'arrêter le développement ou la prolifération du microbe, soit de le détruire, que lui seul soit la cause de tout le mal dans la phthisie. Or, en procédant par analogie avec d'autres maladies infectieuses récemment étudiées dans leur nature intime, et avec succès, le choléra et la rage par exemple, on pouvait admettre avec quelqu'apparence de raison que le microbe est loin d'être la cause immédiate des phénomènes morbides de l'affection tuberculeuse.

Dans le choléra, par exemple, M. le professeur Bouchard, tout en admettant la réalité de l'existence du bacille de Koch comme caractéristique de la maladie, soutenait l'an dernier, au congrès de Grenoble, que la présence du bacille dans les intestins ne suffisait pas à elle seule à produire les accidents infectieux observés dans le choléra. Et il émettait, pour expliquer ces accidents et leur gravité, l'idée que les bacilles secrétaient un produit infectieux dont l'introduction dans l'économie, par l'absorption des capillaires de l'intestin, faisait naître ces phénomènes redoutables d'infection. N'en serait-il pas de même pour la phthisie? On sait en effet que, à part ces tuberculoses miliaires suraiguës qui envahissent les poumons en quelques jours et asphyxient les malades, à part ces méningites à marche rapide qui les enlèvent en deux ou trois jours, le phénomène le plus grave de la phthisie, c'est la septicémie, qui empoisonne le malade et dont le point de départ réside dans les lésions tuberculeuses qui suppurent. Que ces lésions soient dans l'appareil respiratoire ou dans l'appareil digestif, qu'elles siègent sur les muqueuses ou sur la peau, dans le tissu cellulaire souscutané ou dans la profondeur des viscères, il suffit alors qu'elles soient en contact avec l'air atmosphérique pour que leur sécrétion se putréfie et empoisonne le malade dès qu'elle vient à être absorbée par les capillaires veineux et à pénétrer dans l'économie. Le bacille agit donc en pareil cas en produisant la lésion du tissu, mais celle-ci ne devient funeste à l'organisme que lorsqu'elle occupe rapidement une grande étendue, ou que, se ramollissant et s'ulcérant, elle ouvre la porte à la septicémie. Et alors, pour employer l'expression de M. le docteur Daremberg, qui résume si nettement l'état des choses, le bacille n'est plus rien, la septicémie est tout.

Ce qui se passe pour la rage vient encore fournir un argument à l'appui de cette manière de voir. On ne connaît pas encore le microbe de la rage, mais partant de cette idée que cette affection était de nature infectieuse, et que le produit du microbe s'attaquait aux centres nerveux, on est allé prendre ce produit infectieux dans le bulbe et la moelle, on l'a cultivé dans le crâne, dans l'encéphale, et cela sans se préoccuper le moins du monde du microbe. Néanmoins les faits ont donné raison à M. Pasteur, la nature infectieuse de la rage a été démontrée, et, sans connaître le microbe, on a trouvé le moyen d'atténuer le virus qui résulte de sa présence dans les centres nerveux, d'en faire un vaccin, et d'employer celui-ci à arrêter le développement de l'infection rabique.

Mais tout en reconnaissant qu'il n'est pas nécessaire d'attribuer au microbe tous les phénomènes morbides dont la réunion constitue la phthisie, il n'en est pas moins vrai que sa présence est pour l'organisme une menace de danger incessante, sinon un danger réel, et que par conséquent, tout en cherchant un remède aux lésions qu'il a produites, il faut s'efforcer aussi soit de le détruire, soit tout au moins de neutraliser son action.

Lés efforts tentés jusqu'à ce jour, avons-nous dit, n'ont pas été couronnés de succès. Après M. Jaccoud, M. le professeur Cornil et M. Babès, dans leur remarquable *Traité de bactériologie*, constataient en 1885 l'impuissance des moyens employés, et dans la seconde édition de cet ouvrage, parue il y a quelques mois, ils n'ont rien changé à cette déclaration désespérante.

Si nous examinons les moyens qui ont été mis en œuvre par la pathologie expérimentale, à la suite des recherches de Koch, en Allemagne et en France, nous voyons qu'on a poursuivi le bacille dans les poumons des tuberculeux en essayant tour à tour le plus grand nombre des substances réputées antiseptiques. La voie stomacale, la voie pulmonaire, la voie hypodermique, ont été explorées sans grand succès, heureux quand ces essais n'ont pas été plus nuisibles encore qu'inutiles. Les injections médicamenteuses qui ont été faites dans le parenchyme pulmonaire lui-même n'ont donné que des résultats peu favorables. Pourtant on réalisait, en agissant ainsi, le desideratum exprimé par Fraentzel, de Berlin, qui, signalant le peu de résultats obtenus dans le traitement de la tuberculose par les antiseptiques, pensait que ces insuccès tenaient à ce que les médicaments n'entraient pas en contact assez immédiat avec les bacilles. Mais d'une part on sait, d'après des observations déjà nombreuses, publiées à l'instigation de M. le professeur Verneuil, qu'on ne blesse pas impunément les tuberculeux, et d'autre part, il faut encore se mettre à l'abri d'un danger, résultant de ce que, dans certains cas, on ne peut arriver à la dose microbicide sans que le médicament ne devienne un poison.

En 1883 M. Debove disait, dans ses remarquables leçons cliniques sur la phthisie, professées à l'hôpital de la Pitié : « Le but idéal vers lequel on doit toujours tendre, lorsqu'on est en présence d'une maladie parasitaire comme la phthisie, est de trouver un parasiticide agissant à l'intérieur à la manière des parasiticides externes de la gale. Il faudrait trouver une substance qui, sans nuire à l'organisme support, devint nuisible pour le parasite. Malheureusement, ce parasiticide est encore à trouver et rien ne nous permet d'espérer qu'il puisse être trouvé dans un avenir rapproché.

« Il est facile, poursuit le savant professeur, de faire des cultures du bacille de la tuberculose et de reconnaître que dans telle ou telle condition donnée, cette culture est arrêtée. Seulement, si l'on essaye d'appliquer à l'homme les résultats expérimentaux ainsi obtenus, on s'expose à toutes sortes de mésaventures. »

Ce qui était vrai en 1883, l'était encore à l'époque où M. le docteur Bergeon a commencé ses expériences, et l'est resté jusqu'au moment où il en a fait connaître les premiers résultats.

Voici en résumé comment se posait alors la question : la tuberculose est une maladie infecticuse, à manifestations multiples, pouvant atteindre toutes les parties du corps.

L'agent infectieux de la tuberculose est un bacille, qu'on retrouve dans toutes ces manifestations ; il agit soit parce qu'il se trouve en quantité considérable dans un organe, soit parce qu'il y développe une septicémie particulière.

Le meilleur moyen de s'opposer à son action serait de le mettre en contact prolongé avec une substance capable de le détruire.

Dans les tuberculoses externes, l'emploi des injections d'éther iodoformé a donné d'excellents résultats.

Dans la tuberculose pulmonaire, on n'a pas encore trouvé l'agent capable de s'opposer à la prolifération du bacille ou à son action infectieuse.

La première partie du problème à résoudre était donc de découvrir des agents médicamenteux capable d'atténuer ou même de détruire le microbe tuberculeux et ses effets, sans que le médicament ne devienne un poison, ou comme le demandait M. Debove, sans qu'il nuise à l'organisme. Ces agents ont été trouvée par M. le docteur Bergeon. Ce sont l'hydrogène sulfuré, le sulfure de carbone, d'autres antiseptiques peut être, associés à l'acide carbonique pur.

La seconde partie du problème consistait à trouver un moyen pratique de mettre ce mélange gazeux en contact direct avec les bacilles du poumon et les lésions produites par eux. Ce moyen réside dans l'emploi de l'appareil que nous avons imaginé.

Nous allons décrire maintenant les essais faits par M. le docteur Bergeon avant d'arriver à sa découverte, puis notre appareil. Nous en indiquerons ensuite le mode de fonctionnement et les résultats qu'il a donnés, soit entre nos mains, soit entre celles d'un certain nombre de nos confrères de Paris, Lyon, Marseille, Genève, etc.

CHAPITRE II

PRINCIPES DE LA MÉDICATION DE M. LE DOCTEUR BERGEON

Etant reconnue la nature parasitaire ou microbienne de la phthisie pulmonaire, il s'agissait tout d'abord de trouver un moyen de mettre l'agent microbicide ou parasiticide en contact immédiat avec le microbe, *sans nuire à l'organisme.*

Deux modes d'introduction se présentaient : l'un, qui venait tout d'abord à l'esprit, consistait à faire respirer largement au malade des substances douées de propriétés parasiticides; l'autre consistait à introduire dans le tube digestif ces mêmes substances de manière à les faire éliminer par le poumon.

Plusieurs inconvénients, de graves dangers même, s'opposaient à l'adoption du premier mode de traitement. On sait en effet que les substances antiseptiques sont douées d'un pouvoir toxique très puissant quand elles pénètrent dans le système artériel soit directement, soit par la voie pulmonaire; car l'organe le plus rapproché du système artériel est le poumon et Cl. Bernard a démontré que les toxiques introduits par cette voie agissent presque instantanément (1). De plus, outre cette action générale, les substances antiseptiques possèdent une action irritante locale très grande, et cette action, s'exerçant sur un organe déjà malade, ne pourrait qu'augmenter les lésions préexistantes. C'est ce qui explique probablement le peu de succès qu'ont obtenu les inhalations dans le traitement de la phthisie; et ajoutons que l'odeur désagréable de toutes ces substances n'a pas peu contribué à les faire refuser par les malades.

L'introduction des antiseptiques par le tube digestif n'offre pas les mêmes dangers.

Cl. Bernard a, en effet, démontré encore que lorsqu'une matière toxique ou médicamenteuse est introduite dans un organe éloigné du système artériel, dans le tube digestif par exemple, elle ne peut pénétrer dans le système artériel, parce qu'elle est éliminée avant d'y arriver. Elle a alors à traverser le système de la veine porte, le foie, les veines hépatiques, le tissu pulmonaire; or, dans ce trajet, elle pourra être éliminée dans le foie par la bile; dans le poumon par exhalation, si elle est volatile.

(1) *Leçons sur les substances toxiques et médicamenteuses*, Paris, 1857, p. 52 et 59.

Pour le démontrer, Cl. Bernard, qui avait rapidement empoisonné un oiseau en l'enfermant sous une cloche contenant de l'hydrogène sulfuré, injectait impunément dans les veines d'un chien une seringue pleine de ce gaz, ou dans le rectum une solution saturée d'hydrogène sulfuré. Dans les deux cas, il n'y eut aucun accident, mais le gaz toxique était arrivé rapidement au poumon qui l'avait éliminé rapidement aussi, car, au bout de quelques secondes, l'élimination commençait, annoncée par la coloration noire que prenait un papier trempé dans l'acétate de plomb et promené devant le museau de l'animal, et au bout de cinq minutes elle était terminée. Aussi Cl. Bernard donne-t-il ce conseil précieux : « Cette substance peut être introduite impunément dans le tube digestif ou dans les veines, pourvu qu'on ait soin de n'en pas introduire de trop grandes quantités à la fois. »

Il est donc bien établi que l'introduction des substances toxiques dans le tube digestif, faite en prenant certaines précautions, dont la plus importante consiste à n'en pas injecter de trop grandes quantités à la fois, et d'attendre pour en injecter une nouvelle, que la précédente soit complètement éliminée ; — il est donc bien établi, disons-nous, que cette introduction peut se faire sans danger.— Mais quelle voie faut-il choisir? La voie stomacale ou la voie rectale? Au point de vue du résultat, peu importe ; dans un cas comme dans l'autre, le médicament aura à traverser le système de la veine porte, le foie, les veines sus-hépatiques, le cœur droit et le tissu pulmonaire ; nous citerons cependant plus loin un fait dans lequel nous sommes persuadé que la substitution de la voie stomacale à la voie rectale a déterminé la mort du malade, ce qui semblerait indiquer que le mode d'action intime du médicament n'est pas le même dans les deux cas.

Mais il importe davantage au point de vue de l'introduction elle-même. En effet, non seulement les substances antiseptiques ont une odeur désagréable, mais leur goût ne l'est pas moins ; et comme dans l'affection dont il s'agit le traitement doit être continué longtemps, il est de première nécessité de ne le pas faire prendre en dégoût au malade.

D'autre part, il n'est pas moins indispensable de pouvoir alimenter le malade, et, par suite, de ne pas charger son estomac de substances qui, nous l'avons déjà dit, sont très irritantes ; sans doute la muqueuse stomacale supporterait infiniment mieux leur contact que la muqueuse bronchique et que les parois des cavernes tuberculeuses ; mais comme le traitement doit être continué longtemps, il est très probable qu'à la longue cette muqueuse finirait par s'altérer. Pour ces raisons, M. Bergeon a renoncé à recourir à la voie stomacale.

La voie rectale étant adoptée, il fallait trouver le médicament capable de remplir le but qu'on se proposait, c'est-à-dire d'arriver au contact du bacille tuberculeux dans le poumon ; cette substance, comme le demandait Cl. Bernard, devait être volatile pour pouvoir s'exhaler par cet organe.

Les premières expériences de M. le docteur Bergeon furent faites sur des animaux avec le chlore, la térébenthine, l'éther, l'ammoniaque, le brome ; mais ces substances ayant provoqué assez vite une inflammation violente du rectum, et même des points de sphacèle sur la muqueuse, furent abandonnées.

Au contraire le mélange d'acide carbonique et d'hydrogène sulfuré était parfaitement toléré lorsque ces deux gaz étaient purs et complètement privés d'air atmosphérique. Dans leur réunion, le gaz acide carbonique jouait en quelque sorte le rôle de corps inerte et atténuait en tout cas les propriétés irritantes de l'hydrogène sulfuré.

Ce dernier gaz convenait d'autant mieux aux injections rectales dans le but que nous nous proposions, que les expériences de Cl. Bernard nous avaient appris qu'introduit par cette voie dans la circulation veineuse, il en était rapidement éliminé par le poumon. On sait d'autre part que le soufre jouit de propriétés microbicides puissantes; rien n'était donc plus logique que de l'appliquer au traitement de la tuberculose pulmonaire.

L'acide carbonique, de son côté, possède comme l'acide sulfhydrique la propriété d'être rapidement absorbé par le système veineux et d'être éliminé non moins rapidement par le poumon, sans produire d'accidents graves, pourvu que le gaz soit injecté à petites doses et lentement. Les expériences de Nysten, répétées par Demarquay, ne laissent aucun doute à cet égard (1).

(1) DEMARQUAY. *Essai de pneumatologie médicale*, Paris, 1866, p. 406.

De plus, Demarquay mentionne un *certain nombre de documents démontrant les bons effets de l'acide carbonique sur la phthisie pulmonaire et l'asthme* (1). *Sans nous arrêter sur ces documents déjà anciens, et relatifs au traitement de ces affections par les inhalations, mode de traitement qui diffère essentiellement du nôtre, nous voulons du moins en retenir ce fait, à savoir que l'acide carbonique peut exercer une action favorable sur la phthisie et l'asthme, et que par conséquent son emploi est parfaitement justifié en pareil cas.*

On sait d'ailleurs que le *tube digestif peut recevoir par injection d'assez grandes quantités d'acide carbonique sans en ressentir aucun effet fâcheux.* Depuis plusieurs années, on a traité de nombreux cas d'obstruction intestinale en injectant dans le rectum soit le contenu d'un ou plusieurs siphons d'eau de seltz, soit successivement une solution de bicarbonate de soude puis d'acide tartrique, dont le mélange produisait dans le côlon un dégagement considérable d'acide carbonique. Or, dans les cas où cette distension excessive du gros intestin n'est pas parvenue à détruire l'obstacle au cours des matières, il n'en est du moins jamais résulté d'accident qu'on puisse attribuer à la présence du gaz acide carbonique dans le tube digestif, ou à son absorption par les veines mésentériques.

En raison de l'extrême tolérance du tube digestif pour le gaz acide carbonique pur et de sa diffusibilité non moins grande dans le système veineux, M. Ber-

(1) *Ibid.* p. 470 et 486.

geon pensa ensuite à le mélanger à d'autres substances passant pour jouir de quelque efficacité dans le traitement de la phthisie, comme l'eucalyptol et l'iodoforme.

Au lieu de l'hydrogène sulfuré, M. le docteur Chantemesse employa de la même manière le sulfure de carbone et obtint les mêmes résultats satisfaisants.

Nous arrivons maintenant à la description du procédé employé pour les injections rectales de gaz médicamenteux.

CHAPITRE III

DESCRIPTION DU GAZO-INJECTEUR V. MOREL

Cet appareil est fondé sur ce principe, qu'un courant de gaz acide carbonique passant sur certaines substances gazeuses ou volatiles, emporte avec lui une certaine quantité de ces substances; il se produit là une dissociation des éléments gazeux qu'elles renferment, et ces éléments mis en liberté sont entraînés dans le sens du courant de gaz carbonique.

Il s'agissait donc : 1° de produire du gaz acide carbonique très pur;

2° De faire passer ce gaz dans un liquide médicamenteux ou sur des substances volatiles, et de le faire pénétrer dans l'intestin par l'anus, en empêchant son retour dans le récipient contenant l'acide carbonique.

I. — *Production de l'acide carbonique.* — L'acide carbonique se prépare en versant dans un flacon une solution d'acide sulfurique (200 grammes d'acide sulfurique pour un litre d'eau), sur du bicarbonate de soude. Dans les premières expériences, on se servait de l'acide chlorhydrique, au lieu de l'acide sulfurique, mais cet acide étant employé pur, il s'en échappait toujours un peu avec le gaz acide carbonique, ce qui déterminait une irritation du rectum et des reins. Ces accidents ne sont plus survenus depuis qu'on emploie la solution d'acide sulfurique diluée.

La préparation se fait dans un appareil, qui est composé d'un *flacon gazogène*, dans lequel doit se produire le gaz et d'un récipient qui doit le recueillir.

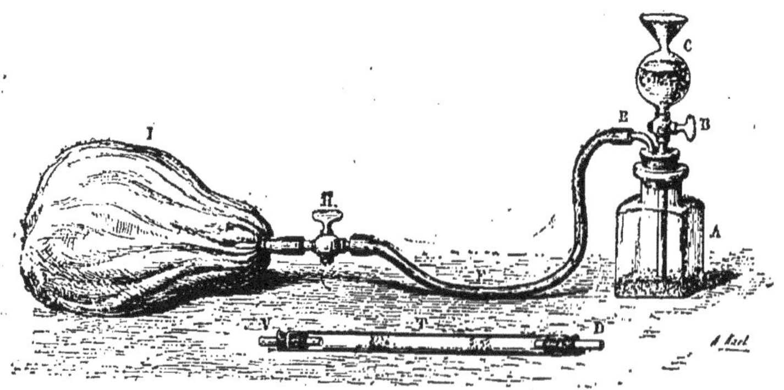

Fig. 1. — Appareil gazo-injecteur V. Morel (fabrication du gaz acide carbonique)

Le *flacon gazogène* A (figure 1) est un flacon carré en verre hermétiquement fermé par un bouchon en caoutchouc à deux ouvertures, dont l'une reçoit un entonnoir C muni d'un robinet B, et dont l'autre porte un tube coudé E.

Le récipient est un sac en caoutchouc I recouvert d'étoffe et muni d'un robinet H. Ce sac, d'une contenance de 6 litres, est relié au tube coudé du gazogène par un tube en caoutchouc F.

Pour produire le gaz carbonique : 1° on met dans le flacon gazogène A environ trois cuillerées à soupe de bicarbonate de soude ; 2° on fixe le bouchon en caoutchouc sur le flacon, après s'être bien assuré que le robinet B est fermé ; 3° on remplit l'entonnoir C d'acide sulfurique dilué ; 4° on roule le sac I, pour en chasser l'air aussi complètement que possible ; 5° afin de chasser l'air contenu dans le flacon gazogène, commencer l'opération avant de relier le robinet H du sac à gaz au tube coudé E ; 6° on ouvre le robinet B. L'acide sulfurique dilué s'écoule alors sur le bicarbonate de soude, l'acide carbonique se dégage aussitôt ; on modère le dégagement du gaz en fermant le robinet B. On peut alternativement fermer et ouvrir ce robinet, c'est-à-dire permettre ou empêcher l'acide sulfurique de s'écouler sur le bicarbonate de soude, jusqu'au moment où le sac I est rempli. A ce moment, on détache rapidement le tube en caoutchouc du robinet H, on ferme ce robinet et on procède à l'injection rectale.

Il faut avoir bien soin de détacher d'abord le sac récepteur et de ne fermer le robinet H que lorsque le gaz contenu encore dans le flacon s'en est échappé, pour ne pas s'exposer à faire éclater ce flacon.

II. — *Injection du gaz médicamenteux.* — L'appareil injecteur se compose : 1° du sac rempli de gaz acide carbonique ; 2° d'une poire en caoutchouc, aspirante et foulante, garnie d'une soupape à chaque extrémité sur laquelle s'adapte un tube en caoutchouc ; l'un de ces tubes est rouge, l'autre est noir, pour distinguer la soupape correspondante ; 3° d'un barboteur, tube métallique en T, dont la branche verticale, munie comme la poire d'une double soupape, plonge dans la bouteille contenant le liquide médicamenteux.

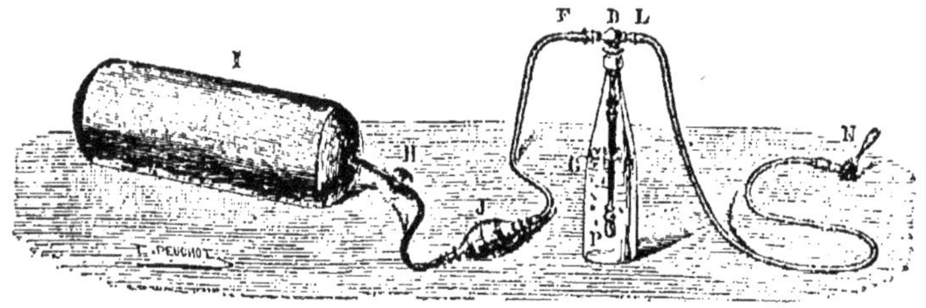

FIG. 2. — Appareil gazo-injecteur V. Morel (mélange du gaz et du principe médicamenteux)

Pour donner l'injection, on prend la poire en caoutchouc J (figure 2), on fixe le tube noir sur le robinet H et on ouvre ce dernier ; on ajuste le tube rouge sur la grande branche F du barboteur, puis on fixe la branche verticale de celui-ci, au moyen de son bouchon, sur la bouteille G, pleine aux trois quarts seulement du liquide médicamenteux (la partie supérieure est vide, pour laisser un certain espace au gaz sorti de l'eau) ; enfin on ajuste le long tube en caoutchouc muni de sa canule N sur la branche L du barboteur.

Avant d'introduire la canule dans le rectum, il est nécessaire de vider l'appareil de tout l'air qu'il contient, parce que son introduction dans l'intestin pourrait produire du météorisme et de l'entéralgie.

Pour cela, on presse successivement deux ou trois fois sur la poire. La première pression chasse dans la bouteille l'air contenu dans la poire, parce que la soupape située du côté du récipient en caoutchouc se ferme et que celle qui correspond à la bouteille s'ouvre; quand on cesse la pression, la poire se dilate et le jeu des soupapes se produit en sens inverse; celle qui correspond au récipient s'ouvre et le gaz pénètre dans la poire, tandis que celle qui correspond à la bouteille se ferme et empêche le retour de l'air dans la poire. Une seconde pression sur la poire chasse le gaz acide carbonique dans la bouteille; ce gaz, sortant par l'extrémité inférieure du tube, fait barboter le liquide médicamenteux et en chasse une certaine quantité de gaz qui remplit la chambre à air laissée à la partie supérieure de la bouteille; ce gaz médicamenteux s'échappe ensuite dans le tube muni de la canule par un orifice situé à la partie supérieure du tube plongeur et communiquant avec la branche L du barboteur. Le jeu des soupapes du barboteur permet ainsi le passage du gaz de la poire vers la canule, mais s'oppose à l'ascension du liquide dans la grande branche verticale du barboteur et, par suite, dans la poire. Il en résulte que, lorsqu'on presse sur celle-ci, on chasse son contenu vers la bouteille et vers le rectum, et que lorsqu'on la laisse se dilater, elle aspire le gaz acide carbonique contenu dans le sac.

Au bout de deux ou trois pressions, tout l'air contenu dans l'appareil est chassé; on introduit alors la canule dans le rectum, et on pratique l'injection en pressant sur la poire et en la laissant se dilater alternativement.

CHAPITRE IV

PRÉCAUTIONS A PRENDRE POUR PRATIQUER L'INJECTION

Cette manœuvre demande une certaine expérience et quelques précautions.

Il faut autant que possible que le malade soit déshabillé, ou du moins ne porte aucun vêtement, corset, ceinture, qui comprime le ventre, qui nécessairement gonfle un peu par suite de l'entrée du gaz dans le gros intestin. Il serait même préférable qu'il fût couché sur le dos.

Lorsqu'on fait l'injection à un malade pour la première fois, il faut bien se rendre compte, avec la main, de la résistance qu'on éprouve à faire pénétrer le gaz dans l'intestin ; il faut donc aller lentement, s'arrêter un peu si la résistance est trop grande, ce qui annonce que l'intestin est rempli, et attendre que l'absorption se fasse, puis recommencer, et ainsi de suite.

Il faut aussi tenir compte des sensations du malade ; s'arrêter s'il ressent des coliques trop vives, ou des envies d'aller à la garde-robe. Dans quelques cas, celles-ci ont été si impérieuses qu'il fallait y obéir, et l'intestin vidé, on recommençait l'injection. Il n'est pas nécessaire de prendre des évacuants avant l'injection. Dans d'autres cas, où l'étendue des lésions pulmonaires était très grande et où, par conséquent, l'élimination gazeuse ne se faisait que lentement, il a fallu encore procéder avec une grande lenteur, à cause d'une sensation de plénitude dans la poitrine et dans l'abdomen. Il faut de quinze à vingt minutes pour administrer les premières injections.

Il est nécessaire que les premières opérations au moins soient faites par le médecin lui-même ; il faut qu'il se rende compte de la susceptibilité du malade au médicament, de la rapidité avec laquelle l'absorption et l'élimination des gaz se font chez lui, de la tolérance de l'intestin pour le mélange gazeux, et ne confier la suite du traitement au malade ou à son entourage que lorsqu'il peut leur donner des instructions précises à cet égard. Le médecin ne doit pas plus abandonner la pratique des injections rectales du gaz médicamenteux aux malades, qu'il ne doit leur abandonner celle des injections hypodermiques de morphine ou d'autres substances du même genre. Dans les unes comme dans les autres, il peut survenir des dangers si on ne s'est pas rendu compte peu à peu des conditions dans lesquelles doit se faire l'injection, conditions qui varient nécessairement d'un malade à l'autre, et au sujet desquelles on ne peut pas donner de règles générales.

En résumé, la préparation du gaz et l'administration de l'injection sont faciles, quoiqu'un peu minutieuses, mais l'injection ne doit être pratiquée que par une personne ayant déjà une certaine expérience.

L'appareil que nous venons de décrire est celui que l'on emploie lorsque le gaz médicamenteux est emprunté à des eaux minérales ou à des solutions.

Lorsque la substance médicamenteuse est une poudre comme l'iodoforme, ou un corps très volatil comme le sulfure de carbone, ou une essence comme l'eucalyptol, on remplace la bouteille et le barboteur par un tube en verre T (fig.1); on place la substance entre deux tampons de coton, on fixe aux deux extrémités du tube un bouchon en caoutchouc traversé par un tube en verre plus petit, et on adapte à l'une de ces extrémités le tube rouge de la poire et à l'autre le long tube muni de la canule. Il suffit de presser sur la poire pour que le gaz acide carbonique, traversant le tube, se charge du principe à injecter.

Nous avons proposé, lorsque nous faisons passer le gaz acide carbonique à travers le tube T, la modification suivante :

Le barboteur, étant fixé dans une bouteille contenant de l'eau ordinaire, est relié d'un côté à la poire, et de l'autre à un tube en caoutchouc qui va se fixer au tube contenant la substance médicamenteuse. De cette façon, le gaz acide carbonique, avant d'arriver à ce tube, traverse l'eau de la bouteille et s'y débarrasse de ses impuretés.

Il en résulte que le mélange gazeux est alors mieux toléré par l'intestin.

L'injection rectale doit être faite trois ou quatre heures après le repas, ou immédiatement avant. Si on la fait trop tôt après le repas, on s'expose à provoquer des vomissements alimentaires, sans gravité toutefois. Pour les premières injections rectales, il suffit d'injecter la moitié du récipient d'acide carbonique, soit environ trois litres ; après trois ou quatre opérations, la dose de six litres de gaz sera parfaitement tolérée matin et soir.

CHAPITRE V

DE L'EMPLOI DES EAUX MINÉRALES ET AUTRES AGENTS MÉDICAMENTEUX POUR LES INJECTIONS

Nous devons encore dire quelques mots sur la substance à injecter et sur les doses.

Pour la commodité du traitement, nous avons adopté, d'une manière générale, l'emploi de l'eau minérale naturelle, contenant soit le gaz sulfhydrique en nature, soit des sulfures de sodium ou de calcium. Il existe dans les eaux minérales naturelles des propriétés particulières qui les placent sans conteste au-dessus des eaux minérales artificielles.

Les principales sources qui contiennent en quantité suffisante, pour l'injection rectale, le gaz sulfhydrique ou les sulfures sont, par litre d'eau :

Allevard (gaz sulfhydrique)	0g 052
Aix en Savoie (source du soufre)	0 0414
Enghien (source de la Pêcherie)	0 0462
Saint-Honoré	70cc
— plus sulfure alcalin	0g 003
Bagnols (Lozère)	17cc

Les eaux de Saint-Honoré et de Bagnols contiennent en outre une assez grande quantité d'acide carbonique libre.

Pierrefonds (Oise)	Acide sulfhydrique libre	0g 0022
	Sulfure de calcium	0 0156
Schinznach (Suisse)	Acide sulfhydrique libre	63cc
	Acide carbonique	94
	Sulfure de calcium	0g 008
Cauterets (eaux transportables)	*Source César. — Sulfure de sodium*	0g 0239
	Source la Rallière. — Sulfure de sodium	0 0177
	Source Mahourat. — Sulfure de sodium	0 0135
Barèges (source Tambour). — Sulfure de sodium		0 0408
St-Sauveur	—	0 0218
Eaux-Bonnes (source Vieille)	—	0 0210
Challes	—	0 0295
Marlioz (source Esculape)	—	0 067
Labassère	—	0 0464
Le Vernet	—	0 0413
Amélie-les-Bains	—	0 0396

En prenant comme type la bouteille des Eaux-Bonnes, dont nous nous sommes servi le plus souvent, on peut faire passer le contenu entier du réservoir à gaz d'acide carbonique dans une demi-bouteille d'eau pour faire l'injection. Après l'opération, si la bouteille a encore une odeur assez prononcée d'acide sulfhydrique, elle pourra servir encore pour une seconde injection, à la condition qu'elle soit parfaitement rebouchée jusqu'au moment de la seconde opération. Lorsqu'on débouche une bouteille d'eau minérale sulfureuse, il est important de s'assurer, par l'odorat, qu'elle contient réellement de l'acide sulfhydrique. Grâce à l'emploi du barboteur, qui force le gaz acide carbonique à exercer une sorte de battage de l'eau minérale, l'hydrogène sulfuré qu'elle contient est bien vite épuisé.

Il n'est pas d'ailleurs nécessaire que la dose de gaz sulfhydrique injectée soit considérable. Il suffit d'injecter deux fois par jour quatre à cinq litres de gaz acide carbonique ayant barboté dans 500 grammes d'eau minérale sulfureuse, pour avoir des effets thérapeutiques satisfaisants.

Pour obtenir des résultats durables, le traitement sera suivi de longs mois afin de placer les bacilles comme dans un bain local de vapeurs antiseptiques qui, à la longue, détruiront leur virulence et leur reproductibilité. Etant donné la longueur du traitement, nous conseillons de varier l'administration de l'agent médicamenteux ; il sera donc nécessaire d'essayer plusieurs des eaux minérales que nous signalons ; on administrera les vapeurs sulfo-carbonées qui ont donné au docteur Chantemesse des résultats surprenants ; l'essence d'eucalyptol sera expérimentée à son tour; on suivra en un mot pas à pas le malade, et ce sera au médecin de prescrire la médication qui paraît donner les meilleurs résultats cliniques. Il est impossible de donner une règle de conduite absolue.

Une autre recommandation dont il faut tenir grand compte, c'est de ne pas faire prendre d'eaux minérales sulfureuses aux malades qui éprouvent de bons effets des injections gazeuses rectales, soit dans le but d'activer ces effets, soit afin de permettre à l'intestin de se reposer.

Nous savons en effet que chez un malade observé par M. le docteur Coutaret, de Roanne, l'ingestion d'eau sulfureuse a déterminé, au bout d'un certain temps, des phénomènes d'apoplexie cérébrale auxquels ce malade a succombé. Ce malade, qui n'avait jamais ressenti aucun trouble des injections rectales et qui en avait au contraire retiré un tel soulagement qu'il se croyait guéri de sa phthisie, présenta, à la suite de l'ingestion, par l'estomac, de plusieurs verres d'eau sulfureuse, une grande excitation, un malaise général, qui précédèrent de quelques jours seulement l'attaque d'apoplexie à laquelle il succomba.

M. le docteur Bergeon, qui nous a rapporté ce fait, nous a dit ne pas pouvoir admettre d'autre explication à ce résultat malheureux. En effet, il n'a jamais observé d'excitation durable à la suite des injections rectales, alors qu'elles surviennent souvent après l'ingestion des eaux sulfureuses.

L'ingestion des eaux sulfureuses présente encore un grave inconvénient que nous n'avons jamais observé par la méthode des injections rectales gazeuses, c'est l'hémoptysie. Souvent, en effet, pendant le séjour des phthisiques aux stations d'eaux minérales sulfureuses, les malades sont pris de crachements de sang; cet accident est probablement causé, comme l'apoplexie cérébrale du malade dont nous venons de parler, par une poussée congestive, qui s'exerce alors sur les poumons tuberculeux. C'est là une autre preuve à l'appui de l'opinion que nous émettions plus haut, à savoir que l'ingestion des eaux sulfureuses produit sur l'organisme une action différente de celle des injections de gaz contenant des substances médicamenteuses analogues à celles de ces eaux.

Les crachats hémoptoïques, les hémoptysies même, comme la période menstruelle, ne sont pas une contre indication au traitement. — A ce sujet, signalons, sans l'expliquer toutefois, l'effet emménagogue obtenu par les injections rectales de sulfure de carbone ; M. le docteur Bergeon a vu la menstruation devenir régulière et dans des conditions absolument normales sous l'influence de l'administration du sulfure de carbone, alors que depuis de longs mois cette aménorrhée avait été vainement traitée par les moyens ordinairement employés.

CHAPITRE VI

RÉSULTATS THÉRAPEUTIQUES

Les résultats obtenus dans le traitement de la phthisie pulmonaire par la méthode des injections rectales de gaz acide carbonique chargé de principes médicamenteux sont déjà assez importants pour que M. le docteur Bergeon ait cru devoir les communiquer à l'Académie des sciences, dans la séance du 12 juillet 1886, et au congrès de l'Association française pour l'avancement des sciences à Nancy, le 20 août; enfin, pour que M. le professeur Cornil les ait jugés dignes d'en faire l'objet d'une note lue à l'Académie de médecine dans la séance du 19 octobre dernier.

Ces résultats ont été également confirmés par plusieurs médecins de Lyon, Paris, Genève, Marseille, etc., qui ont traité les phthisiques par la méthode des injections gazeuses par le rectum. Nous citerons entre autres: à Lyon, MM. Garel, Chappet, Perret, médecins des Hôpitaux, Dufourt, chef de clinique médicale ; à Paris, M. le docteur Chantemesse, chef du laboratoire de bactériologie à la Faculté de médecine et médecin des hôpitaux; à Genève, M. le docteur Vuillet, professeur à l'Université; à Marseille, M. le docteur Queirel, professeur à l'Ecole de médecine; M. le docteur Coutaret, de Roanne, etc.

Tous ces médecins ont obtenu, comme M. le docteur Bergeon l'avait déjà observé depuis deux ans, la disparition très rapide des phénomènes de suppuration pulmonaire chez les phthisiques, et la marche progressive vers un état de santé qui offre tous les caractères de la guérison.

De notre côté, nous avons un très grand nombre de malades en traitement, tous ont été rapidement améliorés; un certain nombre, malgré des lésions très étendues, offrent un état général des plus satisfaisants et se croient guéris. Nous citerons entre autres, une granulie aiguë avec fièvre intense, 40° 8, qui est tombée, en trois jours, à 37° 5; l'état général est aussi bon que possible; il reste, il est vrai, une petite localisation au sommet, mais elle est en voie de cicatrisation.

« Les phthisiques que je considère comme guéris, « dit M. le docteur Bergeon dans sa note à l'Académie, « n'ont plus d'expectoration et n'offrent à l'auscul- « tation que des signes stéthoscopiques secs dus « à la présence de cavernes cicatrisées ou en voie

« de cicatrisation, ou de brides cicatricielles con-
« sécutives aux anciennes lésions.

« Quelques-uns de ces malades ont pu reprendre « une existence très laborieuse, monter plusieurs « étages un grand nombre de fois dans la journée; « néanmoins, j'ai pu constater que leur appareil res- « piratoire avait résisté à toutes ces fatigues et que « l'amélioration conquise avait été solidement main- « tenue.

« Nous pouvons citer entre autres une femme de « ménage, qui, obligée par ses occupations de « monter et de descendre plusieurs fois de suite, le « fait sans être essoufflée, sans tousser, sans trans- « pirer; elle a repris, grâce au traitement, l'appétit, « l'embonpoint et les forces que la maladie lui avait « fait perdre, et les cavernes qui occupaient le « sommet de ses deux poumons sont et restent par- « faitement cicatrisées. »

Chez la plupart des malades, on obtient, au bout de deux ou trois jours, une diminution marquée de la toux, de l'expectoration, des sueurs nocturnes et des troubles respiratoires qui accompagnent la phthisie pulmonaire.

Le rhythme respiratoire, modifié profondément, rend l'hématose plus complète et plus facile; en même temps le malade éprouve une sensation de bien-être et une augmentation de force. Puis, peu à peu, ces phénomènes favorables s'accusent davantage, l'amaigrissement cesse et l'embonpoint reparait.

Cependant, même chez les malades dont les lésions paraissent entièrement guéries, dont l'expectoration n'est plus représentée que par une expuition quotidienne de 3 à 4 grammes, alors qu'au début du traitement elle atteignait 250 à 300 grammes, on a trouvé des bacilles d'une manière à peu près constante.

Il reste à savoir si ces bacilles, qui persistent dans les crachats malgré le retour à la santé, ont conservé leur activité fonctionnelle, c'est-à-dire la propriété de se développer sur une grande étendue, de s'infiltrer de nouveau dans le tissu pulmonaire, et d'y produire ensuite des lésions semblables à celles qui ont été guéries par les injections rectales de gaz médicamenteux.

La présence constante des bacilles dans les crachats des tuberculeux revenus à la santé indique deux choses : la première, que l'action nuisible de ces bacilles est neutralisée pour longtemps à la suite de la médication que nous préconisons; que ce soit parce que le mélange gazeux a détruit les propriétés infectieuses du bacille, ou parce qu'il a déterminé la guérison durable des lésions pulmonaires, peu importe; il n'en reste pas moins avéré que les injections gazeuses employées d'après notre méthode ont produit un retour à la santé pouvant durer longtemps, et cela malgré la présence des bacilles dans les crachats; la seconde, c'est que tant que les bacilles persistent dans les crachats on peut craindre une récidive de la maladie, et par conséquent il faut ne pas abandonner entièrement les injections, alors même que l'amélioration du malade est si grande qu'on peut croire à la guérison complète.

Nous connaissons en effet plusieurs personnes

qui, enchantées du résultat obtenu au bout de quelques semaines, se sont crues guéries, ont abandonné le traitement par les injections malgré les conseils de M. le docteur Bergeon, et ont payé leur imprudence d'une rechute plus ou moins grave.

Et cela s'explique facilement. Nous avons dit au commencement de ce mémoire que ce qu'il fallait craindre dans la phthisie, ce n'était pas le bacille, mais la septicémie causée par la présence de ce bacille dans les cavernes pulmonaires. Grâce aux injections gazeuses, l'élimination du principe médicamenteux par la surface alvéolaire et bronchique du poumon combat victorieusement la septicémie causée par l'absorption des produits infectieux provenant du bacille; tant que l'élimination a lieu, ces produits infectieux sont neutralisés, ou bien ne sont pas absorbés; bien qu'ils continuent à être en contact avec la surface des alvéoles pulmonaires ou des cavernes, ils ne peuvent plus pénétrer dans le sang et l'infecter. Lorsque les lésions pulmonaires sont complètement guéries, on peut alors cesser les injections, parce que les microbes n'étant plus en contact avec une plaie, ne créent plus de septicémie. Mais si on cesse les injections avant que les parois des cavernes soient complètement cicatrisées, ou bien si la cicatrisation n'est pas assez affermie par un traitement suffisamment prolongé, la partie cicatrisée s'ulcère de nouveau, et, au contact du microbe, la septicémie se reproduit. Il faut donc, pour prévenir ce retour de la maladie, reprendre de temps en temps les injections, alors même que l'état de la santé reste satisfaisant, et à plus forte raison si les accidents anciens, toux, crachats, fièvre, amaigrissement, reparaissent.

L'amélioration des lésions pulmonaires n'est pas la seule qui se produise à la suite des injections rectales et de l'élimination des principes médicamenteux par l'appareil respiratoire. Dans certains cas, en effet, où ces lésions s'accompagnaient d'ulcérations tuberculeuses du larynx et de l'arrière-gorge, ces lésions ont guéri d'elles-mêmes, sans aucune cautérisation ni traitement local d'aucune sorte, par le seul contact du gaz sortant du poumon sur leur surface. Nous avons constaté ce résultat sur plusieurs malades, et entre autres chez une femme atteinte de phthisie pulmonaire et laryngée, avec douleurs vives au niveau des ulcérations du larynx, et perte complète de la voix. A la suite du traitement par les injections rectales, M. le docteur Bergeon a observé chez cette femme non seulement la cicatrisation des lésions pulmonaires, mais encore des ulcérations du larynx. Les douleurs ont complètement disparu, mais comme les cordes vocales étaient détruites au moment où le traitement a été institué, la malade a conservé son aphonie.

Donnons maintenant quelques détails sur les résultats obtenus par M. le docteur Chantemesse.

« Neuf malades de mon service, dit-il dans la note « lue par M. le professeur Cornil à l'Académie de « médecine, présentant les signes généraux et locaux

« de la tuberculose pulmonaire, avec présence de « bacilles tuberculeux dans les crachats, ont obtenu « par le traitement de M. le docteur Bergeon une « amélioration très grande. L'augmentation du poids « du corps a été rapide, une livre et parfois un « kilogramme par semaine. La toux et l'expectora- « tion ont considérablement diminué.

« Les crachats contiennent toujours des bacilles « de la tuberculose.

« Les malades sont en traitement depuis un mois « et demi. L'un d'eux a augmenté de 9 livres dans « cette période; de 65 kilogs son poids est monté « à 69 kilog. 500. »

Ces résultats confirment donc pleinement ceux qui ont déjà été annoncés par M. le docteur Bergeon.

En outre M. Chantemesse a traité dans son service, par la même méthode, deux malades entrés pour des attaques d'asthme très violentes; tous deux ont présenté, une demi-heure après l'injection intestinale de gaz acide carbonique chargé de vapeurs sulfo-carbonées, un soulagement très notable de la dyspnée.

Le traitement ayant été continué les jours suivants, la respiration est devenue libre; les attaques n'ont pas reparu pendant toute la durée de la médication.

« Ces résultats cliniques, ajoute M. Cornil, en ce « qui touche la phthisie pulmonaire, doivent être « appuyés par l'expérimentation sur les animaux. « Le degré curatif de la médication sur la tuberculose « ne pourra être donné que par les expériences « faites sur des animaux préalablement rendus « tuberculeux; l'action de l'agent thérapeutique sur « les microbes ne peut être étudiée rigoureusement

« que dans des tubes de culture. Nous avons « commencé plusieurs séries de ces expériences « que nous nous réservons de communiquer ulté- « rieurement à l'Académie. »

« Dès à présent, on peut dire que les injections « rectales d'acide carbonique et de gaz sulfhy- « drique constituent une méthode thérapeutique « excellente dans la phthisie comme dans l'asthme; « on doit l'accueillir avec d'autant plus de faveur « que la thérapeutique est plus désarmée en face « de la phthisie.

« Dans cette maladie, en effet, les seuls agents « *utiles que nous ayons jusqu'ici en notre pouvoir* « sont les aliments ou les remèdes qui favorisent la « *nutrition* ».

Cette dernière déclaration constitue encore un argument en faveur de notre *médication*, car les aliments et les médicaments provoquent souvent chez les phthisiques un dégoût invincible qui en rend l'utilité illusoire, tandis que notre médication peut toujours être appliquée.

La phthisie pulmonaire et l'asthme ne sont pas les seules affections qu'on peut traiter utilement par la méthode des injections rectales gazeuses.

La coqueluche et la bronchite ont aussi largement bénéficié de la pratique de ces injections, qu'on administre d'ailleurs de la même manière.

Dans la coqueluche, les quintes de toux diminuent rapidement d'intensité et de fréquence, et la durée de la maladie est considérablement raccourcie.

Dans le catarrhe pulmonaire, dans la bronchite

aiguë, la toux, l'oppression et l'expectoration subissent une amélioration rapide, et les bronchites chroniques retirent de cette médication des résultats bien plus favorables encore que par les boissons d'eaux sulfureuses, même dans les formes qui conviennent particulièrement à l'emploi de ces eaux.

Nous n'insistons pas sur ces faits, qui d'ailleurs ne nécessitent pas de description particulière. Il suffit de les constater.

Quant aux intoxications du sang, résultant de l'entrée dans l'appareil circulatoire des microbes caractéristiques des diverses maladies infectieuses, fièvre typhoïde, fièvres éruptives, fièvre puerpérale, septicémie, etc., on comprend qu'elles puissent être combattues avec succès par les injections rectales des principes médicamenteux gazeux.

En effet, ces éléments infectieux répandus dans le sang se trouvent en contact avec les gaz médicamenteux non seulement dans le poumon, comme les bacilles de la tuberculose, mais encore dans le cœur droit, au moment où s'opère le mélange du sang des deux veines caves, et dans tout son trajet à travers les branches de l'artère pulmonaire. Le sang veineux ainsi purifié se débarrasse probablement de ses produits excrémentitiels dès son arrivée dans les alvéoles pulmonaires, et rentre, désinfecté, dans les branches des veines pulmonaires.

Ainsi s'explique la diminution de la fièvre et l'amélioration de la maladie qui sont survenues dans les cas où ces injections gazeuses ont été employées.

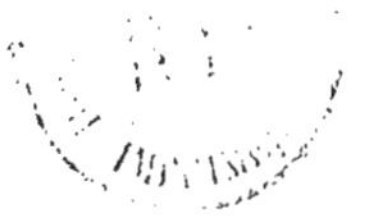

TABLE DES MATIÈRES

Imp. WALTENER ET Cie, rue Belle-Cordière, 14. — Lyon.

www.ingramcontent.com/pod-product-compliance
Ingram Content Group UK Ltd.
Pitfield, Milton Keynes, MK11 3LW, UK
UKHW021518260726
13993UKWH00004B/1744